I0407617

Stoffwechsel beschleunigen

In 10 Schritten Fett verbrennen am Bauch und schnell abnehmen mit der Stoffwechseldiät

Inhaltsverzeichnis

Einleitung 3

Kapitel 1 5

**Was macht einen gesunden Stoffwechsel aus/
Auswirkungen**..5

Kapitel 2..9

So bringst Du Deinen Stoffwechsel in Schwung!..........9

Kapitel 3 11

Die Grundlagen 11

Kapitel 4 14

Entgiften: So wirst Du die Schadstoffe los!..................14

Kapitel 5..22

Vollwertige Nahrung 22

Bewegung..27

Gesunder Körper = gesunder Stoffwechsel 29

Do`s & Dont`s 33

Du möchtest abnehmen, doch keine Diät bringt die gewünschten Erfolge? Du nimmst schnell zu und der Jojo- Effekt lässt Dich verzweifeln? Du leidest unter allgemeiner Müdigkeit und bist oft lustlos?

Dann ist es vermutlich Dein Stoffwechsel, der nicht rund läuft, und Dir das Leben schwermacht. Wenn unser Stoffwechsel nicht aktiv genug ist, kann er Nahrung nicht optimal verarbeiten. Dies führt zu Übergewicht, Energielosigkeit und einem allgemein schlechten Wohlbefinden.

Dieses Buch zeigt Dir, wie Du ohne Diät Deine Traumfigur erreichst. Der Schlüssel ist Dein Stoffwechsel! Lerne unter anderem:

Was genau ist der Stoffwechsel?

Welche Nahrungsmittel unterstützen den Stoffwechsel?

Welche Kräuter und Gewürze regen den Stoffwechsel an?

Wie regt Sport den Stoffwechsel an?

Finde heraus, wie Du Deinem Leben und Deinem Stoffwechsel mit 10 einfachen Tipps neuen Schwung verpasst!

Einleitung

Ich freue mich, dass Du auf dieses Buch aufmerksam geworden bist und es nun in den Händen hältst! In den folgenden Kapiteln wirst Du lernen, was einen gesunden Stoffwechsel ausmacht und wie Du Deinen Körper in nur 10 Schritten so beeinflussen kannst, dass er Nahrung besser und effektiver verarbeitet. Wenn Du meinen Tipps folgst, wird das Thema leidiger Fettpölsterchen schon bald der Vergangenheit angehören. Und das ganz ohne Diät!

Ich verspreche Dir keine Wunder, ich garantiere Dir aber, dass Du, wenn Du mit diesem Buch fertig bist, ein besseres Verständnis für die Abläufe in Deinem Körper haben wirst.

Du wirst verstehen, woran es liegt, wenn sich jede kleine kulinarische Sünde direkt auf Deinen Hüften bemerkbar macht und warum Dir das Abnehmen bislang so schwer gefallen ist.

Vor allem aber wirst Du Mittel und Strategien erlernen, Deinen Körper auf ganz natürliche und behutsame Weise dazu zu bringen, Höchstleistungen zu vollbringen.

Du wirst, wenn Du Dich an die Ratschläge hältst, schon sehr bald positive Veränderungen an Deinem allgemeinen Wohlbefinden und auf der Waage feststellen und so auf leichte Art ein neues Lebensgefühl und ein neues Selbstbewusstsein erhalten.

Ich gratuliere Dir zu Deiner Entscheidung, Dich mit diesem Thema auseinanderzusetzen und freue mich mit Dir auf Deine Erfolge.

Lass uns anfangen!

Kapitel 1

Was macht einen gesunden Stoffwechsel aus/ Auswirkungen

Dein Stoffwechsel, was ist das eigentlich? Natürlich hast Du das Wort schon oft gehört und hast sicher auch einige Ideen, um was genau es dabei geht. Ich möchte Dir aber zu Anfang erst einmal kurz erklären, womit wir uns in diesem Buch beschäftigen werden. Nur wenn Du wirklich verstehst, woran Du von nun an arbeiten wirst, kannst Du meine Tipps richtig umsetzen und später weitere eigenen Strategien entwickeln.

Der Stoffwechsel, auch Metabolismus genannt, ist – bildlich gesprochen – die Leistung, die unser Körper als Maschine permanent und unbemerkt vollbringt. Alle lebenswichtigen biochemischen Vorgänge im Körper laufen auf Grundlage unseres Stoffwechsels ab.

Das bedeutet, dass alle Bestandteile der Nährstoffe, die Du Deinem Körper zuführst, in Deinen Zellen verstoffwechselt werden: Sie werden gespalten, abgebaut und neu zusammengesetzt

Dein Körper leistet permanent Schwerstarbeit, um an all die Stoffe zu gelangen, die er zum gesunden Funktionieren benötigt. Dies sind unter anderem Mineralien, Vitamine und Spurenelemente. Gleichzeitig ist er auch damit beschäftigt, Schadstoffe abzubauen, die Deinem Körper Schaden zufügen.

Damit Dein Körper diese Leistung vollbringen kann, ist er auf Enzyme und Hormone angewiesen, deren Ausschüttung vom Gehirn gesteuert wird.

Zudem benötigt er jede Menge Energie, denn wie gesagt, es handelt sich hierbei um harte Arbeit.

Manchmal kommt es vor, dass der Stoffwechsel mit der Verdauung gleichgesetzt wird. Irgendwie naheliegend, denn schließlich werden hier eindeutig Stoffe in andere Stoffe umgewandelt. Tatsächlich ist diese Gleichsetzung aber falsch. Magen und Darm bilden die Grundlage für Deinen Stoffwechsel, sie verarbeiten die Nahrung so, dass die Zellen nachher ihre Arbeit tun können:

Kohlenhydrate werden zu Einfachzuckern umgewandelt, Eiweiße zu Aminosäuren zerlegt und Fette zu Fettsäuren und Glyceriden abgebaut.

Diese Stoffe werden nun vom Darm aus über das Blut zu den entsprechenden Zellen transportiert, wo der eigentliche Stoffwechsel stattfindet.

Vereinfacht gesagt: Die Einfachzucker werden nun zu Energie umgewandelt. Steht genügend Energie zur Verfügung, werden sie in der Leber und den Muskeln zur Mehrfachzucker umgewandelt und für schlechte Zeiten gespeichert. Die Aminosäuren dienen ebenfalls zur Energiegewinnung, wirken aber auch direkt auf den Muskelaufbau und die Produktion von Hormonen und Enzymen. Fett ist der wichtigste Energiespeicher und ist unerlässlich für die Bildung wichtiger Botenstoffe.

Im Mineralstoffwechsel werden Mineralien in den Zellen so verarbeitet, dass sie sich unter anderem positiv auf den Knochenbau auswirken. Ein hervorragendes Beispiel hierfür ist Kalzium.

Diese Prozesse sind nur einige von vielen, die zum Stoffwechsel gehören, erlauben Dir aber einen ersten Einblick. Dieses sind die

Grundlagen, an denen wir von nun an arbeiten werden, und die Du so beeinflussen kannst, dass Du schon bald Erfolge spüren wirst.

Kapitel 2

So bringst Du Deinen Stoffwechsel in Schwung!

Jeder von uns kennt so jemanden: Während man selbst zurückhaltend am Salat knabbert und trotzdem zunimmt, schlägt der Andere sich hemmungslos den Bauch voll und wundert sich am Ende, einfach nicht zuzunehmen.

Leider muss ich Dir sagen: Die Welt ist nicht fair! Manche Menschen können tatsächlich essen und essen, ohne auch nur ein Gramm zuzunehmen, während für andere scheinbar schon der Gedanke an einen köstlichen kleinen Cupcake schon negative Ausschläge auf der Waage bedeutet.

Abgesehen von dieser ungerecht verteilten Grundkonstitution gibt es aber noch andere Faktoren, die Einfluss auf den Stoffwechsel haben und an denen wir nichts drehen können: Generell ist der Stoffwechsel im Alter gemächlicher als in jungen Jahren und Frauen haben es hier oft schwerer als Männer.

Aber genug schlechte Nachrichten, hier ist die gute: Wenn bei Dir keine ernsthafte Stoffwechselerkrankung vorliegt, kannst Du all die Ungerechtigkeiten ausgleichen. Nach einer Weile werden die Leute möglicherweise Dich verärgert ansehen, weil Du weißt, dass Du diesen Cupcake jetzt einfach mal genüsslich verspeisen kannst und keine negativen Konsequenzen zu fürchten hast, weil Dein Stoffwechsel das schon für dich in Ordnung bringt.

Wenn Dein Stoffwechsel also nicht optimal funktioniert, Du Dich oft schlapp und ausgelaugt fühlst und nur schwer abnehmen, dafür aber

Kapitel 3

Die Grundlagen

1.Beschäftige Deinen Stoffwechsel

Natürlich, wer abnehmen möchte, denkt als erstes daran, weniger zu essen. Dieser Grundgedanke ist natürlich nicht völlig falsch, führt aber oft zu falschen Konsequenzen.

Mach Dir bewusst: Dein Stoffwechsel arbeitet immer! Es ist ihm relativ egal, was Du ihm wann anbietest, Hauptsache die Maschinerie läuft! Er spaltet, baut ab, baut um, baut auf und will eigentlich nur eines: Dass Du überlebst. In dem Moment, wo Du Deinem Stoffwechsel kein neues Futter bietest, dass er verarbeiten kann, wird er sich auf das stürzen, was vorhanden ist.

Vielleicht klingt das erstmal ganz gut, schließlich könnte er sich ja dann an die Fettverbrennung machen, nur leider tut er das nicht. In dem Moment, wo Dein Körper merkt, dass er deutlich weniger Energie zugeführt bekommt, als er in seinen alltäglichen Prozessen verbraucht, schaltet er um: "Hungersnot! Wir sterben!", schreit es, alle Signallampen gehen an und es muss gehandelt werden. Und klug wie Dein Stoffwechsel ist, schaltet er in einen Modus, indem er dem Hungertod vorbeugt und beginnt seine Reserven zu schützen und auszubauen. Er verlegt sich nun darauf, in Deinen Zellen mehr Fett zu speichern und die energieraubenden Muskeln abzubauen.

Also nochmal: Dein Stoffwechsel ist immer beschäftigt. Es liegt an Dir, ihm die passenden Bausteine zu liefern. Du kannst beeinflussen, ob er Muskeln auf- oder abbaut. Und genauso sieht es auch mit Deinen Fettzellen aus.

2. Genug trinken

Wenn Du Deinen Stoffwechsel wirklich unterstützen möchtest, ist reines Quellwasser von nun an Dein Lieblingsgetränk! Durch ungesunde Nahrung und Umwelteinflüsse befinden sich in Deinem Körper permanent Schadstoffe, die Du, grob gesagt, verdünnen und wieder ausschwemmen kannst. Wasser reinigt Deinen Körper, durchspült Deine Verdauungsorgane und regt den Stoffwechsel somit an. Als netten Nebeneffekt wirst Du schnell feststellen, dass sich Dein Hautbild deutlich verbessern wird. Vergiss zuckerhaltige angebliche Durstlöscher, sie beanspruchen Deinen Körper unnötig und führen ihm Stoffe zu, die nur sehr ungünstig verarbeitet werden können.

Kapitel 4

Entgiften: So wirst Du die Schadstoffe los!

Dein Körper hat viel zu tun. Allerdings befasst sich Dein Stoffwechsel nicht nur damit, die guten Nährstoffe umzusetzen, er hat auch die Aufgabe, die Giftstoffe, die Du über Nahrung und Umwelt aufnimmst und seine eigenen Abbauprodukte herauszufiltern und den Körper ausscheiden zu lassen.

Ein träger und langsamer Stoffwechsel kann dieser Herausforderung nicht gerecht werden. Die Entgiftung wird nicht mehr vollständig vollzogen und der Körper lagert Schadstoffe ein, anstatt sie abzutransportieren und auszuscheiden.

Nimmst Du zu viele ungünstige Lebensmittel auf, kann Dein Körper diese Aufgaben nicht mehr durchführen. Die Folge: Abfallstoffe werden eingelagert statt ausgeschieden und Dein Stoffwechsel wird gebremst. Fettpolster bauen sich hiermit schneller auf und Du fühlst Dich kraft- und energielos.

Doch auch hier kannst Du selbst positiv eingreifen. Mit ein paar Tricks unterstützt Du Deinen Stoffwechsel dabei, ungewollte Einlagerungen loszuwerden und seine Energie auf andere hilfreiche Prozesse wie den Muskelaufbau und die Körperfettverbrennung zu lenken.

3. Schadstoffkiller: Erstmal gründlich saubermachen!

Mit den folgenden Lebensmitteln heizt Du Deinen Stoffwechsel an und gibst der Fettverbrennung einen Extrakick!

Erdbeeren und Spargel: Erdbeeren und Spargel entwässern Deinen Körper und schwemmen somit eingelagerte Giftstoffe schonend aus Deinen Gefäßen. Ein leichter Erdbeer- Spargel- Salat im Sommer ist nicht nur köstlich, sondern eine wahre Wunderwaffe, wenn es darum geht, Schadstoffe loszuwerden und den Stoffwechsel anzukurbeln.

Artischocken: In unseren Breitengraden oft unterschätzt, ist die Artischocke eines der Nahrungsmittel, dass unbedingt auf Deinen Speiseplan gehört, wenn Du Deinen

Stoffwechsel nachhaltig anregen möchtest. Artischocken enthalten Cynarin. Dieser Stoff wirkt anregend auf Deine Leber und Galle. So fördert er nicht nur die Entgiftung, sondern wirkt auch direkt auf Deine Fettverbrennung.

Säurehaltige Lebensmittel: Um eingelagerte Gifte loszuwerden, gibt es kaum bessere Helferlein, als Zitrusfrüchte. Ob Zitrone, Limette, Papaya oder Ananas, die in diesem Obst enthaltene Säure, wirkt sich auf die in Deinem Körper eingelagerten Flüssigkeiten aus. Durch ihren Abtransport wirst Du auch die angesammelten schädlichen Stoffe los.

Ein guter Tipp: Trinke als erstes am Morgen ein großes Glas Wasser mit frisch gepresstem Zitronensaft. Dies gibt Deinem Stoffwechsel einen unglaublichen morgendlichen Kick und wirkt sich schnell auf Deine Fettzellen aus.

Greife auch den Tag über immer mal wieder zu einem solchen Getränk. Dies ist nicht nur erfrischend, sondern versorgt Dich auch mit Vitaminen und spült Deinen Körper permanent anständig durch.

4. Vitamin B2 (Riboflavin)

Das Vitamin B2 wird auch Riboflavin und Laktoflavin genannt. Ihm kommt bei der Umwandlung von Nahrung in Energie, also Deinem Stoffwechsel, eine besonders wichtige Rolle zu.

Vitamin B2 ist ein wichtiger Baustein verschiedener Coenzyme, die für die Verarbeitung der Nährstoffe in Energie unerlässlich sind. Ohne diese Enzyme kann Dein Körper Zucker, Aminosäuren und Fette nicht weiter spalten und kann, trotz gesunder Ernährung, unter Mangelerscheinungen leiden. Typische Symptome eines Vitamin B2 Mangels sind somit neben eingerissenen Mundwinkeln, Zahnfleischentzündungen und Hautproblemen, in erster Linie Gefühle von allgemeiner Müdigkeit und Abgeschlagenheit.

Zudem wirkt sich das Vitamin B2 auch auf weitere Stoffe im Körper aus, die für Deinen Stoffwechsel elementar wichtig sind: Vitamin B3, Vitamin B6, Vitamin K und Folsäure, um nur einige zu nennen. Können diese Stoffe nicht ausreichend gebildet werden, führt dies zu weiteren unguten Konsequenzen.

Du siehst: Ohne Riboflavin geht nichts. Aber keine Sorge. Vitamin B2 ist in vielen Lebensmitteln enthalten und muss somit nur in Sonderfällen separat zugeführt werden. Gerade tierische Produkte, wie Milch, Joghurt, Eier, Fleisch und Fisch sind reich an Vitamin B2. Doch auch Veganer können ihren Vitamin B2- Haushalt leicht decken, wenn sie sich an Gemüse wie z.b. Erbsen, gelbe Paprika und Brokkoli halten. Der durchschnittliche tägliche Bedarf eines Erwachsenen liegt bei 1,5 mg und ist schnell gedeckt. Wer unter Stress steht, körperlich sehr aktiv ist, schwanger ist oder stillt, darf sich gern eine Extraration Vitamin B2 gönnen.

Eine Überdosierung ist praktisch ausgeschlossen, da zu große Mengen des Vitamins einfach über die Nieren abtransportiert werden. Negative Folgen sind sehr selten, in Einzelfällen kann es bei extremer Einnahme zu Durchfall kommen.

5. Gewürze

Gewürze und Kräuter dienen nicht nur dem Verfeinern unserer Speisen, sondern wirken auch als Heilmittel direkt auf die Vorgänge in unserem Körper ein. Gerade in der ayurvedischen Küche werden Gewürze gezielt eingesetzt, um physische Abläufe zu steuern und ins Gleichgewicht zu bringen.

Aber auch wer kein Interesse an dieser Lebens- und Kochweise hat, kann die Vorteile bestimmter Wirkstoffe nutzen und damit seinen Stoffwechsel in Schwung bringen. Kräuter, Gewürze und ätherische Öle unterstützen Dich durch ihre anregende Wirkung aktiv beim Abnehmen und machen jedes noch so fade Gericht zu einem wahren Gaumenschmaus!

Bärlauch: Bärlauch enthält eine ganze Flut an ätherischen Ölen, die sich positiv auf die Arbeit Deines Magens, des Darms, der Leber, der Galle und Deines Verdauungssystems auswirken. Bärlauch ist hochgradig stoffwechselanregend und wirkt sich zudem positiv auf Deinen Cholesterinspiegel aus. Ein wahres Wunderkraut also. Frischen Bärlauch erhältst Du lediglich in der Saison von März bis Mai, haltbar machen kannst Du ihn aber durch direktes Einfrieren oder zum Beispiel die Verarbeitung zu Bärlauchpesto.

Knoblauch und Zwiebeln: Sowohl Knoblauch als auch Zwiebeln geben so manchem Gericht erst den geschmacklichen richtigen Kick. Neben ihrer entzündungshemmenden Wirkung enthalten beide Gewächse aber auch Stoffe, die für eine gesunde Darmflora sorgen. Diese ist für den Stoffwechsel und den Abtransport dickmachender Schlackestoffe extrem wichtig.

Ingwer, Chili, Pfeffer, Meerrettich und Rosmarin: All diese Gewürze sind hochgradig durchblutungsfördernd und wirken sich damit umgehend auf die Aktivität Deines Stoffwechsels aus. Zudem enthalten sie desinfizierende Stoffe, die Deinen Stoffwechsel ebenfalls bei deiner Arbeit unterstützen.

Majoran, Oregano, Thymian, Fenchel, Dill: Dies ist eine kleine Auswahl von Gewürzen und Kräutern, die sich positiv auf Deine Verdauung auswirken. Wie Du bereits weißt, ist eine gesunde, gut funktionierende Verdauung die Basis eines aktiven Stoffwechsels.

So, dies war ein kleiner Einblick in die Welt der Kräuter und Gewürze und ihre Wirkungsweisen. Beschäftige Dich ruhig intensiver mit diesem Thema, denn diese Helferlein können, richtig angewendet, großen Einfluss auf Deinen Stoffwechsel nehmen. Allgemein ist zu sagen, dass ein intensives Aroma sich vermutlich stark anregend auf Deinen Stoffwechsel auswirkt, gerade die Schärfe aus Chili und Ingwer bringt ihn so richtig in Wallung. Sind Deine Geschmacksnerven sehr schärfempfindlich beschränke Dich auf aromatische Produkte wie frischen Rosmarin oder Fenchel.

Du wirst feststellen, dass sich der Verzehr anregender Speisen nicht nur positiv auf Deinen Körper und seine Fettverbrennung auswirkt, sondern auch Dein allgemeines Wohlbefinden steigert. Der kraftvolle Stoffwechsel sorgt für ein Extramaß an Energie und das auch Hantieren und Ausprobieren verschiedener Düften und Aromen, wird Dir neue, sinnliche Welten öffnen.

Kapitel 5

Vollwertige Nahrung

Wie Du bereits weißt, handelt es sich bei Deinem Stoffwechsel um Vorgänge, bei denen Nährstoffe möglichst optimal verarbeitet werden. Umso besser Dein Stoffwechsel funktioniert umso schneller und effektiver kann er die Nahrung, die Du zu Dir nimmst umwandeln. Die hierbei entstehende Energie wird dann idealerweise in den Aufbau von Muskeln und Knochen und gleichzeitig die Körperfettverbrennung investiert.

Das Wichtigste ist natürlich, dass Du Deinem Körper die Stoffe zur Verfügung stellst, die bei Ihrer Umwandlung die besten Resultate ermöglichen. Achte also auf die folgenden Punkte, wenn Du Deinen Stoffwechsel bestmöglich unterstützen willst:

6. Ballaststoffe

Sorge dafür, ballaststoffreiche Nahrung zu Dir zu nehmen. Ballaststoffe sind voller "guter" Kohlenhydrate und sorgen für ein langanhaltendes Sättigungsgefühl. Im Vergleich zu anderen Lebensmitteln tragen sie bei gleichem Volumen weniger Kalorien. Dein Magen benötigt deutlich länger, um Ballaststoffe zu verarbeiten und hält Deinen Blutzuckerspiegel somit konstant auf einem positiven hohen Niveau. Die Folge: Ein hohes Energielevel und wenig Risiko, Heißhungerattacken zum Opfer zu fallen.

Besonders ballaststoffreich und empfehlenswert sind:

- Grüne Blattgemüse (z.B. Spinat und Mangold)

- Chiasamen

- Beeren und Früchte (auch getrocknet)

- Nüsse und Mandeln

- Getreidesprossen

- Sellerie, Kohl und Schwarzwurzel

- Pseudogetreide (wie Hirse, Quinoa, Amaranth und Buchweizen)

Mein Tipp: Auch und gerade die löslichen Ballaststoffe, die Du in Samen und Kernen findest, wirken sich positiv auf Deinen Körper und Deinen Stoffwechsel aus!

Flohsamen beispielsweise quellen nach Verzehr noch weiter auf und sorgen neben einem langanhaltenden Sättigungsgefühl für eine wünschenswerte Reinigung Deines Körpers. Nimm einfach morgens und abends eine Stunde vor der Mahlzeit einen Löffel Flohsamen mit zwei Gläsern Wasser zu Dir. Die positiven Effekte: Dein Hungergefühl lässt deutlich nach und Du wirst weniger essen und Dein Stoffwechsel kommt ordentlich in Schwung!

7. Achte auf einen hohen Nährwert!

Um Deinen Stoffwechsel und die Fettverbrennung anzuregen, musst Du zu Lebensmitteln greifen, die einen hohen Nährwert in sich tragen. Das bedeutet, dass Sie Deinem Körper viele gute Stoffe zur Verfügung stellen, die er optimal nutzen um umsetzen kann:

- *Vollkornprodukte*: Vollkornprodukte enthalten Vitalstoffe, die dazu führen, dass die Umwandlung des aufgenommenen Zuckers in Fett reduziert wird. Außerdem stellen Vollkornprodukte unserem Körper wichtige Mineralien zur Verfügung, ohne die die im Stoffwechsel wirkenden Vitamine ihre Arbeit nicht tun können. Besonders wertvoll sind in diesem Zusammenhang die Pseudogetreide, sowie Kartoffeln und Hülsenfrüchte wie Bohnen, Erbsen und Linsen

- *Eiweiß*: Eiweiß ist nicht gleich Eiweiß und kann sich sowohl positiv als auch negativ auf Deinen Stoffwechsel auswirken. Meide rotes und vor allem bereits verarbeitetes Fleisch wie Wurst und Schinken. Diese haben negative Auswirkungen auf Deinen Stoffwechsel und erhöhen das Risiko von Übergewicht und ernsthaften Erkrankungen, wie Herzinfarkten und Diabetes dramatisch. Nie zu viel Eiweiß kannst Du hingegen durch den Verzehr, von wild gefangenem, fettigem Fisch zu Dir nehmen. Hier eignen sich vor allem Lachs, Makrelen und Sardellen. Ihr Eiweiß hat einen hohen, langanhaltenden Sättigungseffekt. Die Fettverbrennung wird angeregt und der Energiestoffwechsel durch eine erhöhte Wärmebildung gesteigert. Also genau das Richtige für Dich! Ähnliche Effekte erzielst Du durch den Verzehr von Bio- Eiern, Hülsenfrüchten und unbehandelten Nüssen.

- *Fette*: Schon lang ist die Idee, dass Fett "fett" macht widerlegt. Leider wissen trotzdem viele Menschen noch immer nicht, wie positiv sich die richtigen Nahrungsfette auf den Stoffwechsel und somit das Abnehmen auswirken. Hier sind gerade die Omega-3-Fettsäuren wichtig. Diese sind für den Stoffwechsel essentiell, können aber nicht vom Körper selbst produziert werden. Wir sind also auf Nahrung angewiesen, die uns diese wichtigen Nährstoffe zuführen. Fetter Seefisch und hochwertige Pflanzenöle versorgen Dich mit dem nötigen Maß an Omega-3- Fettsäuren. Auch Samen, Nüsse, Eier und Butter enthalten gute Fette, die Deinen Stoffwechsel befeuern. Besonders wertvoll ist ein hochwertiges Kokosöl. Es fördert die Aufnahme von Calcium und Magnesium und enthält besondere Fette (Triglyceride), die vom Körper nicht als Körperfett eingelagert werden.

Kapitel 6

Bewegung

Um Deinen Stoffwechsel so richtig auf Trab zu bringen, gibt es ein kleines Wundermittel und das heißt Bewegung. Abgesehen davon, dass natürlich umso mehr Kalorien verbrannt werden, umso öfter der Körper in Bewegung ist, stellt Dein Körper sich auch darauf ein, die zugeführte Energie optimal zu nutzen. Im besten Fall baut er also Muskeln auf, welche wiederum für die Fettverbrennung ausschlaggebend sind.

8. Kraftsport/ Muskulatur Aufbau

Kraftsport hat fantastische Auswirkungen auf Deinen Stoffwechsel! Dein Körper investiert die durch Nahrung gewonnene Energie in den Aufbau von Muskelmasse. Das sieht nicht nur gut aus, sondern führt auch zu einer langanhaltenden, kontinuierlichen Fettverbrennung. Aber keine Sorge, Du musst Dich nicht quälen, wenn Du das nicht möchtest. Selbst tägliches, leichtes

Krafttraining an Geräten oder mit Gewichten, führt zu einem starken "Nachbrenneffekt". Eine halbe Stunde täglich strafft Dein Gewebe und führt dazu, dass Deine Fettverbrennung sogar im Schlaf deutlich gesteigert ist.

9. Frühsport

Wer morgens bereits vor dem Frühstück ein leichtes Ausdauertraining (z.B. 20 Minuten Joggen oder Fahrradfahren) macht, hat seinen Stoffwechsel schon perfekt für den Tag eingestellt. Nach der Erholungsphase in der Nacht ist er nun bereit, die Herausforderungen des Tages anzugehen und seine Energie sinnvoll einzusetzen. Abgesehen davon wirkt die frische Luft am Morgen auch positiv auf Dein allgemeines Wohlbefinden. Ein bisschen Schwitzen und dann eine Wechseldusche, fitter kannst Du gar nicht in den Tag starten!

Kapitel 7

Gesunder Körper = gesunder Stoffwechsel

Es ist, wie die Frage nach dem Huhn und dem Ei: Was war zuerst da?

Wie Du nun weißt, ist Dein Stoffwechsel für eine Vielzahl von Prozessen zuständig, die ununterbrochen in Deinem Körper ablaufen. Diese haben direkte Auswirkungen auf Dein Aussehen (z.B. Gewicht, Haut, Haare).

Gleichzeitig steht Dein Stoffwechsel aber nicht allein, sondern ist von vielen Faktoren, die Du selbst in der Hand hast, abhängig. Eine sinnvolle Ernährung, die ihm alle Stoffe zur Verfügung stellt, die er benötigt, um optimal zu funktionieren, ist ebenso wichtig, wie ausreichend Bewegung und Wasser. Was aber, wenn Dein Körper allgemein angegriffen ist?

10. Immunsystem stärken (Vitamin C, ...)

Generell ist zu sagen, dass Dein Körper ein Wunderwerk ist und unglaublich viele Prozesse zur gleichen Zeit vollziehen kann.

Allerdings ist Energie keine unendliche Ressource und Dein Körper muss Prioritäten setzen. Wenn Du also Fieber hast oder erkältet bist, steht dies ganz oben auf der To-Do- Liste. In diesen Fällen sorgt sich Dein Körper nicht als erstes darum, Muskeln auf- und Fett abzubauen. Im Gegenteil: Deine Muskeln verbrauchen wertvolle Energie, die für die Bekämpfung der Krankheit eingesetzt werden muss. Zudem wird weniger Energie für die Verarbeitung von Nahrung eingesetzt, weswegen wir zwar schnell abnehmen, wenn wir krank sind, uns dafür aber auch sehr schwach fühlen.

Um dieses Problem zu umgehen, musst Du Dein Immunsystem so stärken, dass Du weniger krankheitsanfällig bist und Dich, wenn es Dich einmal erwischt, schnell erholen kannst.

Hier einige Tipps, die Dir zu einem starken Immunsystem verhelfen:

- *Vitamin C*: Der Klassiker, wenn es um das Immunsystem geht. Es ist nicht nötig, zu speziellen Präparaten oder Mitteln zu greifen, wenn Du Deinen Vitamin C_ Haushalt auffüllen möchtest. Südfrüchte, Hagebutten oder Sanddorn sind wahre Vitamin C-Bomben und können vielfältig in der täglichen Ernährung integriert werden

- *Selen*: Selen ist ein Spurenelement, das die Entwicklung und Bewegungsfähigkeit der weißen Blutkörperchen verbessern kann. Selen ist in vielen Obst- Und Gemüsesorten zu finden, der Anteil ist in Bioprodukten allerdings deutlich höher als in konventionell angebauter Ware. Alternativ bieten sich Steinpilze oder Paranüsse aufgrund ihres hohen Selengehaltes an.

- *Zink*: Das Spurenelement Zink ist extrem wichtig für Dein Immunsystem. Als Antioxidans schützt es Deine Zellen vor negativen Auswirkungen von freien Radikalen und kann sogar Cadmium- und Bleivergiftungen verhindern. Zink findest Du in Hülsenfrüchten, Meeresfrüchten, Nüssen und Kernen)

- *Basische Kräutertees*: Tees, gewonnen aus Brennnessel oder, genauso wie der afrikanische Rooibos-Tee oder der lateinamerikanische Lapachotee, helfen dabei, das Wachstum schädlicher Mikroorganismen einzudämmen und unterstützen so Dein Immunsystem.

- *Aloe Vera*: Aloe Vera ist ein Allheilmittel, dass sowohl innerlich als auch äußerlich angewendet werden kann. Es enthält den Stoff Acemannan, den unser Körper nur bis zum Eintritt in die Pubertät selbst produzieren kann. Acemannan stärkt unsere Zellen und führt dazu, dass sie sich krankmachender Mikroorganismen selbst entledigen können. Aloe Vera Saft erhältst Du in jedem Reformhaus.

- *Ginseng und Echinacea*: Beide Pflanzen sind seit Jahrtausenden als wirkungsvolle Heilpflanzen bekannt und wirken stärkend auf Dein Immunsystem.

Kapitel 8

Do`s & Dont`s

Wie bei allem, was wir neu beginnen, kann es auch beim Ankurbeln Deines Stoffwechsels am Anfang zu Unklarheiten kommen. Im Folgenden zeige ich Dir ein paar Punkte, mit denen Deinem Abnehmerfolg nichts mehr im Wege stehen wird:

- *Ausreichend Schlaf!* Dein Körper ist ein wahres Wunderwerk und leistet täglich eine Menge. Gönn ihm also die nötige Ruhe. Auch wenn Dein Stoffwechsel natürlich auch im Schlaf aktiv ist, braucht er doch die nötige Regenerationszeit um am nächsten Tag wieder schwungvoll anlaufen zu können. Sechs bis acht Stunden tiefer Schlaf sind für einen Erwachsenen pro Nacht angemessen.

- *Kein Stress!* Der größte Feind unseres Körpers ist Stress. Wer zu viel emotionalen Ballast mit sich herumschleppt, wird früher oder später feststellen, dass sein Körper sich hierfür Ventile sucht. Vielleicht sind das Heißhungerattacken oder schlicht ein verlangsamter Stoffwechsel. Sorge dafür, selbst Strategien für den Umgang mit Stress zu entwickeln. Lange Spaziergänge, Yoga, Meditation oder kreatives Arbeiten helfen Dir, besser mit innerem Druck umzugehen.

- *Keine Gifte!* Mal ein Glas Wein schadet sicher nicht, sei Dir aber bewusst, dass Alkohol, Zigaretten und Drogen Höchstleistungen von Deinem Körper verlangen. Ihr Abbau beschäftigt Deinen Stoffwechsel sosehr, dass er sich nicht auf all die guten Prozesse konzentrieren kann, die Dir zu einem besseren Körpergefühl verhelfen. Verzichte also lieber auf alles, was ganz klar als Gift zu identifizieren ist. Fast Food und zuckerhaltige Getränke gehen übrigens in die gleiche Richtung.

- *Sei gnädig!* Dein Körper ist Dein Tempel und Dein Stoffwechsel ein hochausgeklügeltes System. Setze ihn nicht zu sehr unter Druck, sondern schau, wie Du ihn bestmöglich unterstützen kannst. Arbeite MIT

Deinem Körper, lerne, was ihm guttut und er wird sich erkenntlich zeigen.

Fazit

Ich freue mich, dass Du mit mir auf die Reise gegangen bist, und hoffe, dass ich Dir einen Einblick in die Prozesse Deines Stoffwechsels geben konnte. Damit Du Gewicht verlierst, muss Dein Stoffwechsel Hochleistungen erbringen. Dieses Buch hilft Dir dabei, zu verstehen, wie Du ihn dabei unterstützen kannst. Wenn Du alle 10 Schritte sorgsam umsetzt, Lebensmittel, Gewürze und Bewegung aufeinander abstimmst, nimmt die Maschine ganz schnell Fahrt auf.

Die Folge wird nicht nur ein gesunder, schlanker, attraktiver Körper sein, sondern auch ein ganz neues Lebens- und Selbstwertgefühl.

Ich wünsche Dir alles Gute!

Bonus

Als Bonus ist hier noch ein kleiner Auszug aus dem **Bestseller „Fett verbrennen am Bauch"** mit tollen Tipps, wie du deinen Stoffwechsel auf Trab bringst und dadurch schlank wirst:

Super-Fettverbrenner: Ingwer, Zimt, Zitrone und noch viele mehr!

Wenn du deine Fettpölsterchen erfolgreich loswerden möchtest, solltest du Lebensmittel in deine Ernährung integrieren, die großen Einfluss bei der Fettverbrennung haben. Damit sind jene Nahrungsmittel gemeint, die deinen Körper dabei unterstützen, aufgenommene Mahlzeiten in ihre Bestandteile zu zerlegen und in Energie umzuwandeln. Zudem können diese Wunderhelfer Gifte in deinem Körper abbauen und deinen Stoffwechsel beschleunigen.

Die bekanntesten – und stärksten – Fettverbrenner sind Zwiebeln, Knoblauch, Ingwer, Tomaten, Senf, Zimt, Zitronen, Honig und Chayenne Pfeffer. Verwende diese leckeren Zutaten bei der Zubereitung von Salaten, Suppen, Eintöpfen oder Angebratenem, damit sie ihre Wirkung entfalten können. Frischer Knoblauch und Ingwer sind eine hervorragende Ergänzung zu fast jedem Gericht. Zimt ist hingegen nicht nur sehr aromatisch, sondern auch in der Alternativmedizin für seine heilende Wirkung anerkannt. Gib etwas Zimt in deine Bratensoßen oder Reisgerichte und schon kannst du auf köstliche Art das Fett sprichwörtlich schmelzen lassen.

Solltest du keine Lust aufs Kochen von fettverbrennenden Gerichten haben, so kannst du auch einfach morgens nach dem Aufstehen ein Stück frischen Ingwer oder Knoblauch essen.

Wenn Sie das Thema noch weiter interessiert, kannst du in dem Amazon Bestseller „Fett verbrennen am Bauch" mehr darüber lesen:

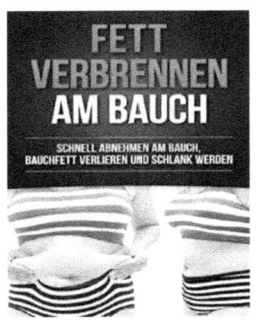

Impressum

Text: Copyright © 2018 by ALI KALAI TLEMCANI

Impressum:

ALI KALAI TLEMCANI

1 Complexe El hassani Immeuble Amal 2

90000 TANGIER

Marokko

Cover-Foto: © ostill/ www.shutterstock.com

Wichtiger Hinweis:

Die in diesem Buch enthaltenen Informationen dienen ausschließlich informativen Zwecken und dürfen unter keinen Umständen als Ersatz für eine professionelle Beratung oder Behandlung durch ausgebildete und anerkannte Ärzte angesehen werden. Diese beinhalten keinerlei Empfehlungen bezüglich bestimmter Diagnose- oder Therapieverfahren. Die Inhalte dürfen niemals als eine Aufforderung zur Selbstbehandlung oder als Grundlage für Selbstdiagnosen und -medikation verstanden werden. Die Informationen spiegeln lediglich die Meinung des Autors wieder. Der Autor übernimmt für die Art oder Richtigkeit der Inhalte keine Garantie, weder ausdrücklich noch impliziert.

Sollten Inhalte des Buches gegen geltendes Recht verstoßen, dann bittet der Autor um umgehende Benachrichtigung. Die betreffenden Inhalte werden dann umgehend entfernt oder geändert.

Haftung für Links

Das Buch enthält Links zu externen Webseiten Dritter, auf deren Inhalte wir keinen Einfluss haben. Deshalb können wir für diese fremden Inhalte keine Gewähr übernehmen. Für die Inhalte der verlinkten Seiten ist stets der jeweilige Anbieter oder Betreiber der Seiten verantwortlich. Die verlinkten Seiten wurden zum Zeitpunkt der Verlinkung auf mögliche Rechtsverstöße überprüft. Rechtswidrige Inhalte waren zum Zeitpunkt der Verlinkung nicht erkennbar. Eine permanente inhaltliche Kontrolle der verlinkten Seiten ist jedoch ohne konkrete Anhaltspunkte einer Rechtsverletzung nicht zumutbar. Bei Bekanntwerden von Rechtsverletzungen werden wir derartige Links umgehend entfernen.

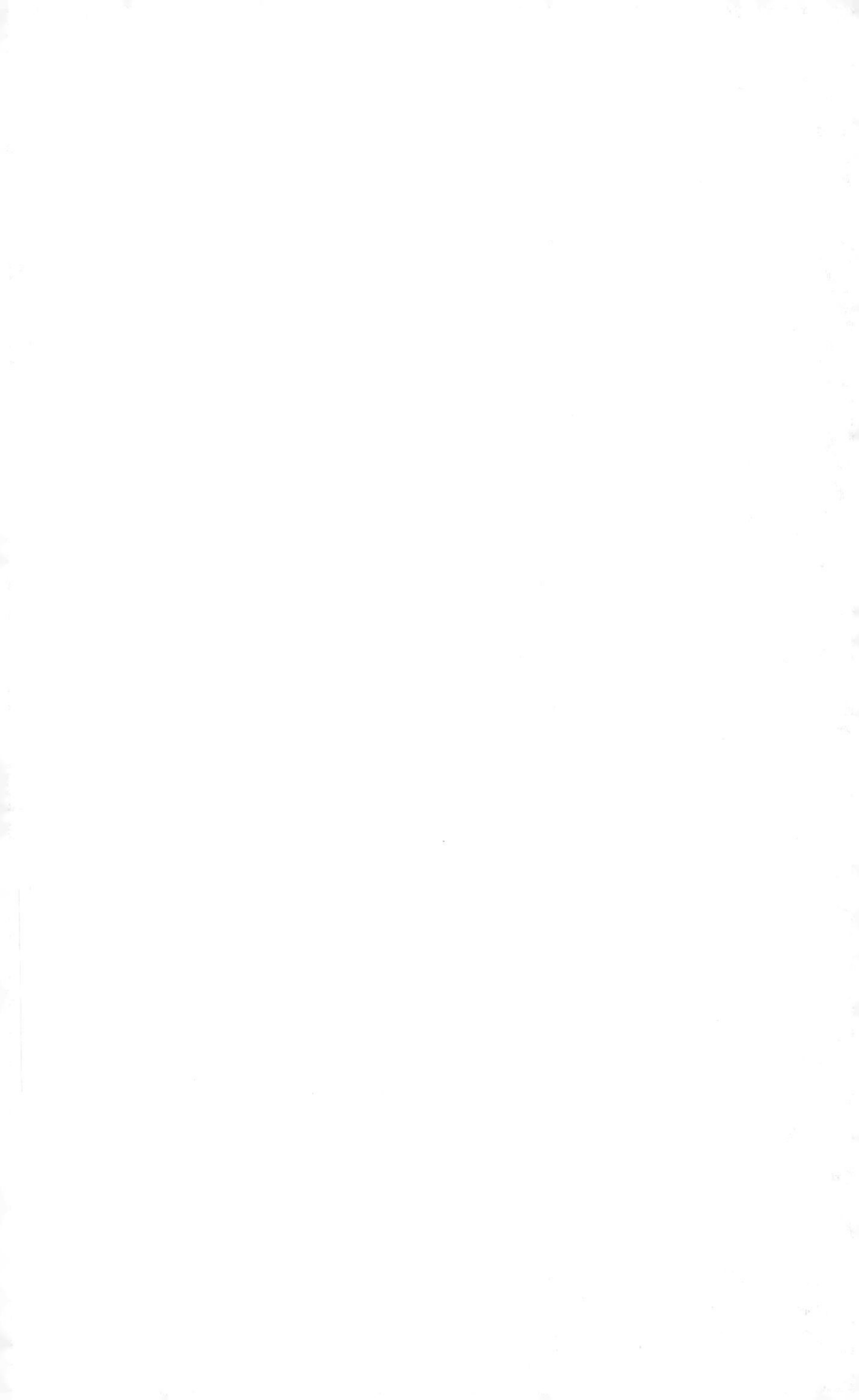